AF465442

'ôt de Mr Nicolas Audrino, imprimeur à Constan
o exemplaires in-8° cloche.

DÉRANGEMENTS

que produit dans l'Organisme

LA HERNIE

INTESTINALE

LIVRÉE A ELLE-MÊME

PAR

Adolphe CHALLE

28

Td 113
116.

CONSTANTINE
à vapeur L. MARLE, AUDRINO, Gérant.
5, Rue d'Orléans

1894

DÉRANGEMENTS

que produit dans l'Organisme

LA HERNIE

INTESTINALE

LIVRÉE A ELLE-MÊME

BIBLIOTHÈQUE NATIONALE R.F. IMPRIMÉS

PAR

Adolphe CHALLE

Td 113 116

CONSTANTINE
Imprimerie à vapeur L. MARLE, AUDRINO, Gérant.
5, Rue d'Orléans

1894

NOTE DE L'AUTEUR

Lorsque, jouissant d'une santé parfaite, sans motifs apparents, vous vous sentez aller à la mélancolie et à des pressentiments sinistres, que votre esprit vous paraît vide et comme étourdi, ouvrez ce modeste petit ouvrage et cherchez d'abord si votre cas ne s'y rapporte pas.

A. CHALLE.

DÉRANGEMENTS QUE PRODUIT DANS L'ORGANISME LA

Hernie Intestinale

LIVRÉE A ELLE-MÊME

TROUBLES DU MORAL ET DU PHYSIQUE

CHAPITRE PREMIER

Cette affection superficiellement connue de tous et que l'on néglige si souvent, est cependant un accident qui, point corrigé, est des plus sérieux et des effets les plus complexes.

La médecine a souvent été déroutée par cette lésion si funeste aux malheureux qui l'ont gardée longtemps, sans prendre garde à tous les désagréments, toutes les tortures que pouvait faire naître leur triste position.

En effet, la hernie n'est pas seulement un accident défavorable à la beauté du corps, un accident qui nuit aux services que l'existence peut réclamer de la force physique de l'individu, c'est sur le moral que s'étendent surtout ses fâcheux effets.

La hernie ne se produit pas toujours

souvent d'un seul coup, d'emblée ; mais combien, sans s'en douter, sans ressentir la moindre gêne, la moindre douleur, s'aperçoivent un beau jour qu'ils ont quelque chose d'anormal, d'extraordinaire, et que cette chose extraordinaire qui leur a donné des troubles si variés, sans qu'ils sachent d'où venaient tous ces dérangements, est tout bonnement une hernie négligée depuis très longtemps.

Ainsi, beaucoup de jeunes gens, n'osant, par pudeur, parler de ce qui les inquiète tant, gardent souvent pendant plusieurs années la hernie qui, livrée à elle-même, tendant toujours à descendre, cherchant à entraîner avec elle tout ce que contient la partie abdominale, arrive à déranger le foie, l'estomac, etc., et à rendre paresseuse la fonction intestinale ; le patient a alors des tiraillements dans les reins et dans le dos, le long de la colonne vertébrale, il lui semble qu'un poids l'entraîne en arrière, il a une sensation de la même façon ; on l'acquiert le plus de serrement des côtés qui le suffoque et l'oppresse, des crises de dyspnée peuvent même se produire, accompagnées de battements de cœur ; et, avec tout ceci, l'esprit éprouve un léger vertige et est inquiet au moindre mouvement d'un muscle du corps. Ce n'est rien encore, mais une simple complication pourrait alors rendre le cas infiniment grave.

Comme je l'ai dit plus haut, l'esprit est sous l'influence de la hernie : dès l'instant de la formation de celle-ci, il est inquiet et pris d'un vertige ; petit à petit, cet état nerveux s'accroît, des idées bizarres arrivent, on se livre à de sombres pressentiments, on ne voit partout que du vide, on est hanté par des pensées pénibles et tristes qui semblent s'attacher à vous et dont on ne peut arriver à se débarrasser, on se croit atteint de manie, de folie même ; on se soigne comme l'on peut, on cherche à réagir contre cet état d'âme, ce manque d'énergie, et l'on ne peut le plus souvent y parvenir. Que de nuits sans sommeil, assis sur une chaise ou sur le bord de son lit (la position horizontale, amenant une sensation désagréable, est prise de plus en plus en aversion par le malade), à se demander de quoi l'on est atteint, les bromures et autres calmants ne faisant qu'empirer cette lassitude, ce faux énervement, qui ne demanderaient qu'à être relevés, secoués par un puissant stimulant ! Aussi, combien d'individus ne voit-on pas qui, de très sobres qu'ils étaient, se mettre tout à coup à l'alcool et devenir de véritables ivrognes. Ils éprouvent le besoin de dissiper le malaise dont ils souffrent et y réussissent fort bien momentanément. L'alcool, en effet, resserrant les tissus, leur permet pour un instant de soutenir avec plus de résistance la hernie et ce qu'elle entraîne, mais son action n'est que passagère et pour obtenir un sérieux résultat il faudrait une ivresse constante qui ferait une puissante diversion sur la tête et le corps. Combien sont-ils, hélas, ceux qui, possesseurs d'un jugement souvent élevé, paraissant parfaitement heureux, étonnent en se laissant glisser sur cette pente fatale conduisant à l'alcoolisme et qui, en se figurant soulager ainsi leurs maux, ne font que les augmenter, car l'abus de l'alcool produit de l'inflammation et la dilatation des intestins.

Un copieux repas fait aussi beaucoup de bien et dissipe tous les troubles; il remonte, soulève cet estomac et ces intestins détendus, remplit le vide fait par la hernie, amène dans l'organisme du calme et une nouvelle vigueur.

« Le malade est ainsi conduit à manger souvent et ne reconnaît bientôt plus que ce moyen de se soulager; moyen trompeur, car plus les repas seront prolongés et de digestion difficile, plus il y aura de bien-être, mais aussi, plus la tumeur tendra à descendre et par conséquent à grossir et à s'aggraver. »

Ces doux instants ne seront donc que très passagers et tant que l'individu n'aura pas un bandage convenablement placé, il aura ces alternatives de bien-être et de malaise, de gaieté et de mauvaise humeur.

Plus tard même, s'il continue à s'en passer, l'estomac et le foie souffriront ; au lever, lorsque par la position verticale le paquet intestinal cherchera à s'échapper, il y aura un vertige de l'estomac, des nausées ou des vomissements de matières glaireuses et de bile, il sera malade presque tous les matins et des fois même le soir ; le tabac, son compagnon habituel s'il est fumeur, lui soulèvera le cœur à première vue. Tous les traitements ne changeront rien à cet état de choses qui n'est pas le fait d'un mal d'estomac ni du foie ; un médecin consulté, s'il ne sait qu'il y a hernie, pourra ne rien trouver et être dérouté.

Il serait donc utile, je crois, dans certains cas, que toute fausse honte fût mise de côté et que le médecin ne se contente pas de visiter qu'une partie seulement du corps de son client.

Parlons un peu maintenant de ces troubles des sens. Des pensées bizarres peuvent assaillir le hernieux, le vertige dont il a été question déjà, se porte où la pensée le conduit ; si le sujet est porté par la lecture ou la conversation, etc., sur un fait triste, une maladie, il se croira ou craindra d'être atteint de quelque chose d'identique ; si, par exemple, c'est de la vision qu'il s'agit, sa pensée s'attachera aux mouvements de ses yeux, il souffrira du vertige qui s'y portera immédiatement.

Enfin, tout événement imprévu lui occasionnera de l'inquiétude et parfois même des étourdissements.

La hernie éprouve beaucoup la vue. Outre les nuages, les éblouissements sont très fréquents et le malade éprouve de l'ennui à fixer un point brillant ou des points sombres se détachant sur un fond clair à cause de l'image restant ensuite trop longuement sur la rétine ; il en est aussi qui éprouvent du vertige et de l'épouvante en se trouvant dans l'obscurité absolue et qui, la nuit, ne sauraient se passer de lumière ; s'ils étaient contraints, au contraire, il pourrait en résulter des crises nerveuses.

Il y a des grappes de points brillants et des points noirs (choroïdité, mouches volantes) se plaçant constamment devant le rayon visuel lorsque la lumière est vive ; ces points que tous peuvent apercevoir plus ou moins nettement et affectant ordinairement la forme de petits serpents allant et venant avec une extrême mobilité, le malade cherche à les éviter et est malheureux de les retrouver devant lui et toujours plus grands, plus brillants et plus nombreux à mesure qu'il fatigue, que la hernie tend à descendre davantage et qu'à priori sa susceptibilité augmente; aussi recherche-t-il les endroits sombres où ils disparaissent presque complètement, son cœur est alors débarrassé d'une grande oppression et il se sent renaître à la vie. Quel ennui, lorsque par un beau soleil on est en partie de plaisir avec des amis, et dans une aussi triste position !

Dans la demi-obscurité, soit du jour,

soit des lumières, il lui semble qu'une fine gaze est dressée entre lui et les objets; une clarté plus vive fait aussitôt cesser ce fâcheux phénomène.

Il arrive aussi que le malade se croit embarrassé pour trouver des paroles, il les cherche à l'avance comme on le ferait dans un dictionnaire et il est étonné de les bien placer, de bien parler, lorsqu'il laissera aller sa pensée librement.

Ou il se prend à écouter le jeu de sa respiration, à en suivre les mouvements et est inquiet de l'abandonner à elle-même, comme si cette pensée, constamment fixée au jeu de cet organe, devait l'aider à remplir son rôle.

En promenade, ses jambes parfois lui semblent ne plus vouloir avancer, il s'arrête, se repose un moment comme s'il était engourdi ou à bout de force; il n'en est rien cependant car tous ces troubles ne sont que la conséquence du vertige, de l'échauffement, de l'atonie musculaire surtout, produits par la hernie; rien n'est malade et tout souffre cependant de l'organe déplacé qui, toujours, cherche à s'échapper davantage. En même temps que ces pensées pénibles viennent à l'esprit du malheureux, que l'hypocondrie s'invétère de plus en plus chez lui, ses traits se bouffissent et prennent une teinte jaunâtre, ses côtes se resserrent, il éprouve une grande sensibilité nerveuse et de la difficulté à respirer, ses extrémités se refroidissent et se rétractent, ses testicules sont fortement remontés, son cerveau lui paraît vide et des nausées peuvent se produire.

Ses occupations intellectuelles ordinaires, telles que lecture et écriture, etc., ses affaires même n'ont plus d'attrait pour lui et il s'en dégoûte d'autant plus que lorsqu'il s'y livre les malaises dont il souffre semblent s'accroître ; en tout cas, il sent ses côtes se resserrer et le sang lui monter au cerveau.

Le hernieux éprouve le besoin de distractions et de voyages, son caractère mélancolique se trouve très bien des changements et cependant le trop de bruit et de mouvement l'incommodent généralement.

Il est naturel que le changement de vie, de nourriture, de relations, etc., fassent avec l'esprit toujours tendu au nouveau une bienfaisante diversion et empêchent le malade de penser à son état, car le hernieux a une tendance à ne penser qu'à lui, à ne craindre que pour lui, si bien qu'il souffre souvent plus moralement que physiquement ; ces craintes constantes agissant sur son moral ne tardent pas à le rendre d'une sensibilité exagérée et même pusillanime.

Un sommeil prolongé et tranquille est excellent pour lui, il remonte la hernie et donne une nouvelle vigueur qui se manifeste ordinairement par du bien-être pendant tout le jour.

Du côté de l'appareil génital, la hernie descendant sur le testicule, excite outre mesure cette partie de l'individu et produit dans l'organisme une innervation et des troubles plus intenses qui ont pu faire croire à des causes hystériques chez des personnes, qui, soignées d'une façon différente, ne voyaient aucun changement dans leur bien malheureuse position ; bien plus encore le fonctionnement de cet organe, par la masturbation surtout, a une tendance à augmenter le mal, les effets de force qu'il nécessite, ébranlent, déplacent, relâchent, échauffent les intestins, et la hernie augmentant toujours de volume tout en excitant davantage, rendent le malade plus malade encore et plus faible pour soutenir ses peines.

Toutes ces surexcitations tourmentent le malheureux ; la nuit, il a de la peine à s'endormir, secoué, réveillé à chaque instant par des mouvements convulsifs, ou bien il est pris d'un sommeil de plomb et comme dans un pénible cauchemar il cherche à se soustraire de toutes manières à cet état léthargique ; mais ses bras, ses jambes, son cerveau ne veulent obéir et il se réveille en se voyant se débattre et prêt à succomber endormi.

Quelquefois il y a de la chaleur à la tête ou des frissons accompagnés de tressaillements de tous les muscles.

Suivant le genre de vie que le malade mènera, suivant son tempérament impressionnable ou insensible, les effets seront naturellement plus ou moins marqués ; plus son existence sera paisible, mieux il se sentira, plus elle sera agitée et nécessitera du mouvement et de la fatigue, plus mal il se trouvera ; les longs voyages en chemin de fer ou en voiture dans de mauvais chemins, sont dans le cas d'aggraver la hernie et de favoriser les troubles dont il a été parlé. Les accès de toux, l'éternuement, les fous rires, les vomissements ont aussi ces mêmes inconvénients.

CHAPITRE II

MANIÈRE FACILE DE DISTINGUER LA HERNIE DES TUMEURS SIMILAIRES

Voici, chers lecteurs, ce que j'avais à dire sur la hernie non maintenue. Mû par un généreux élan philanthropique, connaissant un certain nombre de jeunes gens ayant souffert en silence et sans comprendre d'où leur venaient certains symptômes inquiétants, j'ai voulu, en faisant ce petit ouvrage, faire connaître que la hernie, paraissant à première vue une bagatelle, un accident négligeable a, au contraire, un retentissement dans tout l'organisme et que dès qu'on s'aperçoit de sa présence, si petite qu'elle fut, il faut immédiatement l'entraver.

Mais l'inconvénient est que beaucoup sont embarrassés sur leur cas en voyant qu'une foule de tumeurs peuvent se former comme la hernie dans ces mêmes parages. Elle est cependant très facile à distinguer et voici comment :

« Les tumeurs qui ne sont celle qui nous occupe ne peuvent que très peu se déplacer et ne diminuent guère de grosseur dans n'importe quelle position que prenne le corps, tandis que celui-ci étant allongé bien horizontalement et les genoux ramenés ensuite de manière à soulever les reins et le ventre, la hernie remonte, se remet en place seule, ou quelquefois il est nécessaire d'une légère pression de la main; tout rentre ainsi dans l'ordre et plus rien ne paraît.

Les bains froids en resserrant les tissus, diminuent beaucoup la grosseur de la hernie.

Les bains chauds ou la chaleur de la température, en produisant un effet contraire, l'augmentent sensiblement.

Il est donc facile même de ces deux dernières façons, de ne plus avoir de doute sur son état.

CHAPITRE III

CE QUE C'EST QUE LA HERNIE

On entend par hernie le relâchement d'un repli du péritoine (ce fin tissu qui enveloppe les intestins) appelé épiploon ou toilette, par l'effet d'un effort plus ou moins puissant, s'ouvrant un passage à travers les tissus faibles qui enveloppent l'abdomen et cherchant ensuite à s'échapper au dehors en entraînant les intestins ; la hernie apparaît alors sous forme de tumeur plus ou moins volumineuse.

Toutes les parties de l'abdomen ne sont pas suffisamment résistantes et certains points sont sujets à la lésion.

Il y a donc plusieurs genres de hernie ; mais la plus commune, celle que l'on retrouve le plus souvent, est la hernie inguinale ; elle est presque invisible au début ; puis elle apparaît de la grosseur d'une noisette au pli de l'aîne ; c'est alors la pointe de hernie, et, petit à petit, en augmentant de volume, elle descend chez l'homme sur le testicule ; elle prend, arrivée là, au bout de sa course, le nom de hernie scrotale. Elle peut se trouver à droite ou à gauche, et même des deux côtés à la fois ; elle peut être douloureuse, comme parfaitement indolore.

BIBLIOTHÈQUE NATIONALE R.F. IMPRIMÉS

CHAPITRE IV

PRÉDISPOSITIONS

Tout le monde peut être atteint de hernie en faisant un violent effort ou un faux mouvement, mais certains ont des prédispositions particulières à cette infirmité et peuvent s'apercevoir qu'ils ont la hernie sans savoir ni pourquoi ni comment et depuis quand date sa naissance.

Ces prédispositions sont l'âge, l'hérédité, la constitution, la profession, la façon de se nourrir et de se vêtir, etc.

Aux deux extrémités de la vie, les tissus sont faibles, et l'enfant, par ses mouvements désordonnés, par ses cris, etc. ; le vieillard, atteint de maladies le retenant cloué, sans mouvements, sujet à de la constipation, à des rétentions d'urine, à des accès de toux, etc., sont menacés de la hernie.

Les constitutions lymphatiques et molles, chez lesquelles les chairs sont très peu résistantes, sont plus sujettes à la hernie que les tempéraments secs et vigoureux; les maladies en débilitant l'économie, les accès de toux, l'éternuement y prédisposent également.

Les professions exigeant de fréquents efforts, certaines positions du corps, telles que bras fortements tendus en avant ou en l'air, peuvent aussi l'amener; j'ai même remarqué que les bras simplement élevés pour se laver et se peigner surtout, causaient aussitôt chez le hernieux des troubles plus prononcés.

On comprend facilement que le genre de nourriture peut favoriser ou décliner la formation de la hernie ; par une alimentation fortifiante, principalement composée de viandes, les chairs se raffermissent et se tonifient, tandis que, si elle se compose d'herbacées ou de féculents encombrants et d'une digestion difficile, de boissons fades et peu astringentes, l'estomac, les intestins se détendent, se dilatent, et, ne pouvant plus trouver qu'une place restreinte dans la cavité où ils se trouvent enfermés, chercheront le moment favorable pour s'échapper au dehors et, par un effort même très petit, par l'usage de vêtements comprimant fortement la taille, la hernie se déclarera.

CHAPITRE V

LES COMPLICATIONS DE LA HERNIE

IRRÉDUCTIBILITÉ ET ÉTRANGLEMENT

Lorsque la partie herniée de l'Epiploon a contracté des adhérences avec la fissure de l'anneau ou avec le canal et ne peut plus rentrer, cela constitue un fait grave qui est l'irréductibilité, exposant à chaque instant la hernie à l'étranglement.

Lorsque les matières contenues dans l'anse d'intestin herniée ne peuvent, par suite d'inflammation, circuler librement, s'échauffent et se durcissent et ne trouvent plus la fissure de l'anneau suffisamment large pour le retour en masse, l'Etranglement se produit.

Par le port d'un bandage retenant parfaitement l'infirmité, par un régime rafraîchissant et un exercice modéré, on évitera sûrement ce fâcheux dénoûment.

En tout cas, si on se voyait menacé, il serait bon de prendre immédiatement un lavement laxatif rafraîchissant et s'étendre ensuite sur le dos, la partie inférieure bien relevée, de manière à ramener la hernie ; on ferait alors des tentatives pour rentrer l'anse intestinale en la poussant d'une main à l'intérieur, pendant que de l'autre on exerce de légères pressions vers l'orifice. De douces frictions à la pommade belladonée ou camphrée, des douches fraîches sur la partie malade pourront aider au succès.

Si l'accident disparaît, le bien-être se produit aussitôt, et l'épouvante, la prostration, le vertige, la douleur, etc., font place à du calme et à des sourires de soulagement.

CHAPITRE VI

DU BANDAGE

Il existe aujourd'hui une foule de bandages bien appropriés pour la rétention de la ou des hernies. Ils sont généralement doubles et cette forme n'est seulement pas préférable par sa mise facile et solide, elle évite ce qui peut arriver avec le bandage simple : la formation d'une nouvelle hernie du côté opposé à celle qui existe déjà. Il est parfaitement facile de comprendre que la masse d'intestins que le bandage simple refoule constamment vers le côté opposé, amène sur ce point déjà faible de l'individu, une tension difficile à soutenir, et qu'avec quelques efforts répétés une nouvelle hernie ne peut tarder à se former du côté sain.

Ces bandages sont ordinairement formés de deux ressorts en acier, rejoints sur les reins et soutenant au moyen de deux pelotes les deux côtés du ventre; la pelote du côté malade est plus grosse que l'autre; la pression qu'elles exerçent est généralement incommode et exige un assez long apprentissage et plus ou moins de souffrance, suivant le tempérament sec ou lymphatique; mais à la longue, avec de la patience, on finit par s'y habituer. Il ne faudrait pas, comme on serait quelquefois tenté de le faire, jeter l'instrument dans un coin en le supposant défectueux, car quand bien même, serait-il des meilleurs, on ne pourrait en contracter l'usage qu'après quelques petites tortures. Enfin, la première des choses est de savoir bien placer son bandage; la partie inférieure ne devra pas dépasser le pli de l'aine et par conséquent ne pas porter sur celle-ci, car dans cette position nullement en rapport avec la forme relevée de la pelote, on gênerait ses mouvements et on ne tarderait pas à ressentir une forte douleur. Le bandage doit aller tout naturellement à sa place et bien soutenir le bas-ventre.

Pour amener la peau à une bonne résistance il est sage de ne porter l'instrument que quelques heures seulement les premiers jours, après avoir mis entre la pelote et la peau un petit carré de ouate que l'on remplacera par un nouveau coussinet chaque fois que l'on sentira de l'échauffement; après avoir quitté le bandage on passera légèrement de l'alcool sur les chairs froissées pour les raffermir (lorsqu'on n'éprouvera plus trop de gêne, je conseille même de le garder la nuit, on évitera ainsi des maux de cœur au lever).

Il arrive que la hernie tend à s'échapper après la pose du bandage par les simples effets de l'éternuement, de la toux ou des vomissements; cela n'est pas imputable à la mauvaise qualité du bandage, mais bien à la pression efficace qu'il exerce vers l'abdomen qui n'admet pas encore la diminution de sa capacité; cependant, si chez quelques sujets très gras l'abdomen ne voulait convenablement céder à la pression et que la hernie persistait à s'échapper, ils pourraient d'abord employer un bandage simple. On surveillera alors ses mouvements, on évitera de se tenir droit en éternuant, en toussant, en vomissant et en se mouchant ; on se pliera en deux, afin d'empêcher la poussée des intestins au dehors.

D'un autre côté, la gêne ou la douleur peuvent empêcher de serrer convenablement l'instrument.

Plus que jamais il faudra donc que le hernieux prenne une nourriture légère et suive un régime rafraîchissant, afin d'entretenir la liberté du ventre et arriver promptement à de bons résultats pour la contention parfaite de sa hernie. Des lotions à l'eau froide sur la partie malade, des douches sur le dos et les boissons fraîches l'été, le vin de Quinquina et l'eau de Vichy seront d'un bon effet, ainsi qu'un lavement de temps à autre.

Si le bandage est de bonne qualité, et porté convenablement et régulièrement, si la hernie n'est pas très ancienne, il y a des chances de guérison ; en effet, il peut se produire à la longue, par une salutaire pression des pelotes, une adhérence entre les parois du canal inguinal, et la hernie, ne pouvant plus s'échapper on se trouvera débarrassé de cette infirmité ; — on ne quittera pas le bandage pour cela, car, en continuant son œuvre de guérison, il évitera tout retour accidentel de la lésion.

CHAPITRE VII

CONCLUSION

Ce serait une bien fausse idée que de supposer que dès la pose du bandage tout malaise doive aussitôt s'évanouir.

Il n'en est malheureusement pas ainsi pour la hernie non maintenue depuis longtemps, car pour que tout rentre dans un ordre parfait, il faut encore un temps plus ou moins long.

Cependant, du côté du système nerveux et des idées, on pourra, dès le premier jour, remarquer beaucoup plus de calme, un surcroît d'énergie, et, par conséquent, un grand soulagement. Quant aux autres désagréments que l'on pourrait avoir, tels que troubles de l'estomac, de la vision, par exemple, ce ne sera qu'au prix d'une sage hygiène et d'un temps assez long, qu'on les verra petit à petit sensiblement diminuer; l'existence deviendra de plus en p[illegible]ce, de plus en plus agréable, et au lieu de la sombre mélancolie, la gaîté apparaîtra.

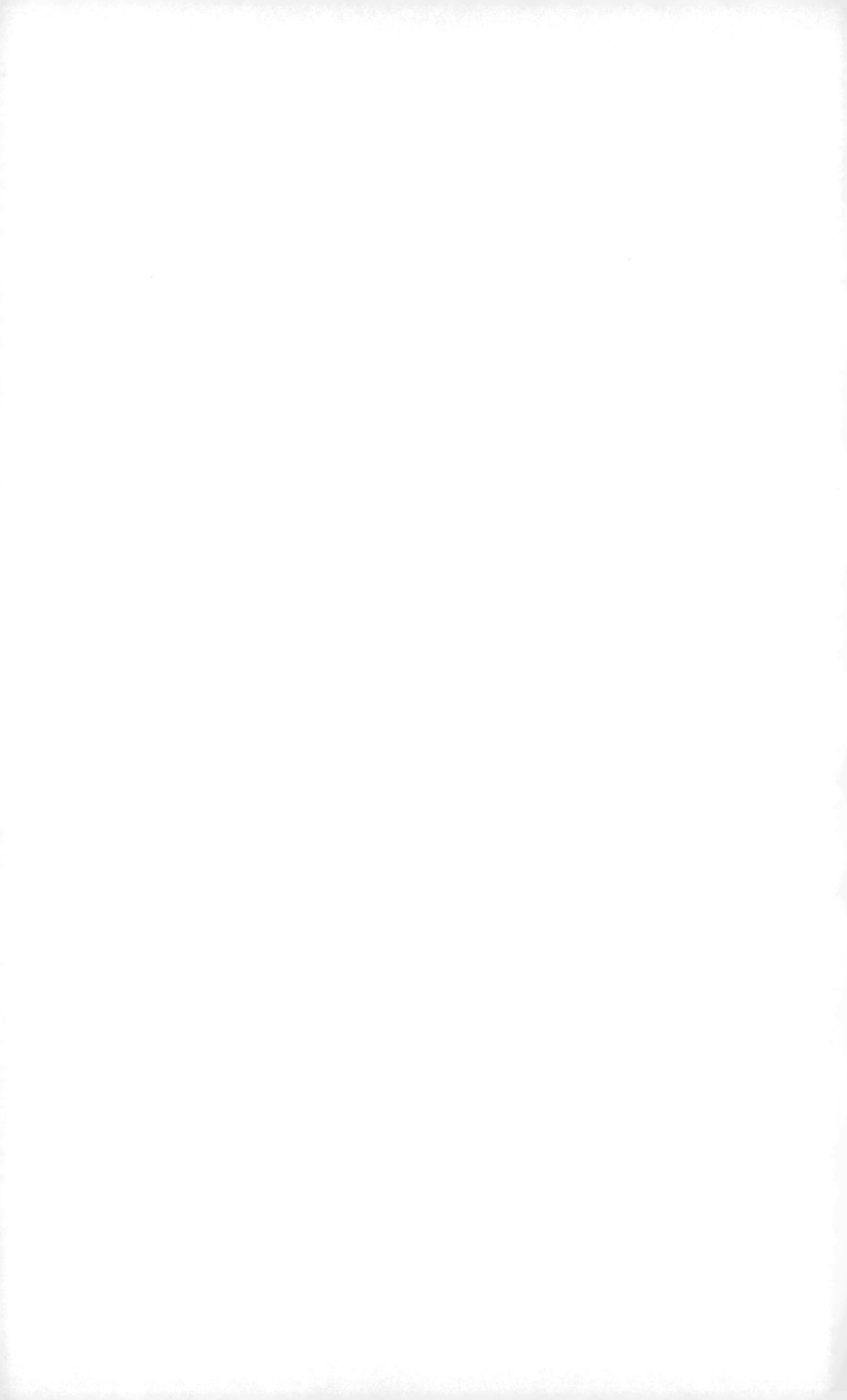

www.ingramcontent.com/pod-product-compliance
Ingram Content Group UK Ltd.
Pitfield, Milton Keynes, MK11 3LW, UK
UKHW012120240726
13965UKWH00005B/1876

9 782012 978256